AF611283

Tb 33
30

DE LA

GLYCOGÉNIE HÉPATIQUE

PAR J.-L. BRACHET.

PROFESSEUR A L'ÉCOLE DE MÉDECINE,

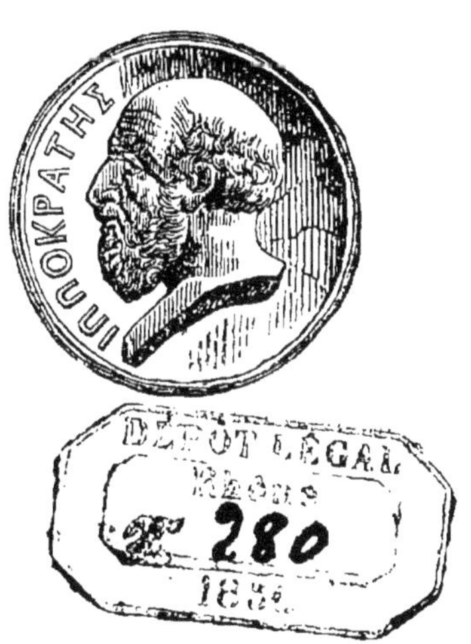

LYON.

IMPRIMERIE D'AIMÉ VINGTRINIER,

QUAI SAINT-ANTOINE, 36.

1856.

082

DE LA

GLYCOGÉNIE HÉPATIQUE.

Au nombre des merveilles physiologiques modernes on a placé la formation du sucre dans le foie. Des expériences nombreuses et bien faites, un nom déjà fameux et une puissance remarquable de déduction ont fait adopter à l'unanimité la découverte de cette nouvelle fonction du foie. Toutes les sommités scientifiques ont payé leur tribut d'adhésion à cette théorie. Lehmann, Poggiale, Schmidt de Breslau, Frérisch, Leconte, Malcschot, Gibb, Dumas, Delore ont confirmé, par des expériences analogues la découverte de M. Cl. Bernard. Il semble qu'un sujet, arrivé ainsi de suite et d'emblée au summum de sa perfection, à l'apogée de sa gloire, devrait être à l'abri de toutes les attaques. Cependant deux hommes d'un grand mérite et d'une supériorité non contestée dans les sciences chimiques et physiologiques, ont soulevé une discussion dont M. Bernard paraît avoir triomphé : ce sont MM. Figuier et Longet. Sans vouloir prendre part à cette lutte remarquable, engagée devant le grand aréopage scientifique, nous nous permettrons d'examiner les faits, et de leur accorder toute leur valeur, mais rien que leur valeur ; et nous essayerons d'en déduire des corollaires bien différents de ceux que M. Bernard en a déduits.

Déjà en 1854, dans notre Physiologie élémentaire de

l'homme, nous élevions seul et le premier nos doutes sur une fonction qui nous paraissait inutile et sans but. Notre examen, je le sais, pourra paraître ridicule, et notre opinion sera d'avance condamnée par le tribunal redoutable qui a écrit sur le frontispice de son temple : « nul n'aura de l'esprit, hors nous et nos amis. » Je ne me dissimule point les obstacles, je dis plus, les dangers dont mon entreprise est entravée. N'importe, j'irai en avant. Et si personne ne rend plus de justice au talent supérieur, au mérite éminent de M. Cl. Bernard, personne non plus ne fut plus animé de ce vieil axiome : *Amicus Plato*, *magis amica veritas.* C'est parce que la vérité a toujours été le but de mes recherches, c'est parce que je lui ai consacré tous mes instants, que je combattrai pour elle jusqu'au dernier de mes jours. L'éclat du soleil le plus brillant ne m'a jamais ébloui, j'ai toujours eu le courage de le regarder en face, et plus d'une fois j'ai eu le bonheur de faire connaître le clinquant qui prenait la place de la véritable lumière.

M. Bernard a suivi l'entraînement du jour ; il a fait de la physiologie avec de la chimie, sans toutefois les confondre. Si donc ses conséquences ne sont pas toujours aussi justes, aussi exactes qu'on le désirerait, ce n'est point sa faute, c'est la faute de son époque, c'est la faute de l'atmosphère qu'il respire.

Quant à nous, physiologiste pur, nous ne séparons jamais la physiologie de la vie, nous ne séparons jamais les actes organiques de cet enchaînement physiologique qui fait de l'économie un tout harmonique, qui révèle le moi physiologique, qui marche toujours à son but réel et déterminé. Mais dans cette recherche, nous accueillons avec empressement les découvertes de la chimie, et nous les faisons servir au profit de la science : nous repoussons seulement avec énergie les tendances au retour des doctrines replâtrées de Sylvius.

L'étude passionnée que nous avons faite de la physiologie depuis cinquante ans, l'accueil flatteur que les savants ont daigné faire à nos travaux, l'application heureuse que nous n'avons pas cessé d'en faire à la pathologie peuvent jusqu'à un certain point justifier la témérité que nous avons d'oser contrôler le flambeau de la physiologie moderne.

M. Cl. Bernard a révélé au monde savant la découverte d'une fonction importante dans l'économie. Il a démontré par des expériences nombreuses que le foie sécrétait le sucre. Les phases et les progrès de cette acquisition scientifique sont connus. La presse périodique d'abord et ensuite l'ouvrage remarquable de l'habile physiologiste nous ont tenu au courant de toutes les péripéties de cette fonction. Déjà avant M. Bernard, l'existence du sucre dans le sang avait été signalée d'une manière assez vague pour qu'elle n'eût pas fait une sensation profonde. Elle passait inaperçue ; lorsque ce physiologiste distingué, en analysant le sang de différentes parties du corps, trouva que celui des veines hépatiques et de la veine cave inférieure immédiatement après sa jonction aux veines hépatiques contenait une bien plus grande quantité de glucose que celui qui était recueilli dans les autres veines. En comparant cette quantité avec l'absence constante de cette substance dans le sang de la veine porte, il fut conduit à établir que le sucre se formait dans le foie. Pour ne rien donner au hasard, il s'entoura de toutes les précautions qui pouvaient assurer à sa découverte la certitude la plus positive, la démonstration la plus claire et la plus inattaquable. Des expériences sans nombre ont été faites. Elles ont été répétées publiquement devant les savants les plus distingués, devant un auditoire nombreux. Elles ont été variées de toutes les façons, afin de tenir compte de toutes les nuances que présentent les réactifs dans une foule de circonstances *dont il est bon d'être prévenu.* Ces variations peuvent tenir soit aux réactifs eux-mêmes préparés différemment, soit aux modifications physiologiques nombreuses que le sang peut éprouver de la part d'une foule de causes agissant moralement ou physiquement sur le sang.

M. Bernard a su peser toutes les difficultés ; il a su, par conséquent, les surmonter et éviter les erreurs auxquelles elles pouvaient entraîner. Ses expériences ne laissent rien à désirer sous le rapport de l'exactitude et de l'habileté.

Tout est venu justifier et confirmer ses prévisions. La matière sucrée ne fut plus un principe accidentel de l'organisme : elle s'y trouva formée par une fonction toute spéciale, *la glycogénie*.

Pouvait-il en être autrement, lorsque, dans l'état physiologique, il trouvait toujours beaucoup de sucre dans le sang veineux sus-hépatique et jamais dans le sang de la veine porte, et cela quelle que fût la nourriture, sucrée, féculente ou non, qu'on eût fait prendre à l'animal, quel que fût l'animal, herbivore ou carnivore, sur lequel il eût pris le liquide? Aussi, dit-il, la production du sucre est une fonction indépendante qui, dans l'homme et dans les animaux, s'exécute dans le foie.

Aucune découverte n'a été conduite avec autant de prudence et de sagacité ; dans aucune peut-être on n'a tenu un compte plus rigoureux de toutes les modifications nerveuses et physiques qui pouvaient survenir. Il n'est donc pas étonnant qu'elle ait été adoptée d'emblée par les savants, et que toutes leurs expériences aient été confirmatives. On a surtout démontré avec l'auteur, que le tissu du foie en était fortement saturé, et qu'il s'y développait même après la mort.

M. Bernard réfute quelques objections relatives au caractère même de la sécrétion, en admettant qu'il y a sécrétion toutes les fois qu'on trouve, dans les liquides qui sortent d'un organe, des substances qui n'existaient pas dans le sang à son entrée dans cet organe, et en taxant d'arriérés les physiologistes qui n'admettent pas la sécrétion du sucre dans le foie parce qu'il n'y a point de conduit secréteur. « Il est clair, dit-il, que nous n'en sommes plus là : nous comprenons qu'il y ait des sécrétions versées dans le sang, et d'autres qui sortent au dehors » comme la sueur et l'urine.

Après avoir réfuté plusieurs autres objections, il nous montre la glycogénie soumise, comme les autres sécrétions, à une intermittence, qui ne fait pourtant cesser complètement la formation du sucre dans les voies hépatiques, que par un jeûne prolongé et près de la mort. « La fonction glycogénique, ajoute-t-il, subit des oscillations comme toutes les sécrétions. Elle est plus active au moment de la digestion qui fournit plus de matériaux à la sécrétion ; elle diminue dans les intervalles. Elle peut finir par disparaître à la suite d'un jeûne prolongé. Le froid la fait disparaître aussi soit complètement, soit en grande partie selon son intensité, et la chaleur la rétablit. »

Il démontre aussi l'influence nerveuse sur la glycogénie comme sur les autres sécrétions. Par la section des nerfs vagues, il a toujours fait cesser en trois jours et même moins, la sécrétion du sucre dans le foie. La même chose arrive lorsqu'il fait la section de la moelle épinière au-dessus ou au-dessous du renflement brachial.

Lorsque, par la piqûre du point de la moelle allongée, il produit un diabète artificiel, il en tire une conséquence favorable à la glycogénie hépatique; tandis qu'elle nous paraîtrait lui être contraire, si nous voulions tirer parti de ce fait contre M. Bernard : car alors ce n'est pas seulement dans le foie qu'il y a du sucre, c'est partout. Mais laissons de côté les faits morbides.

Nous ne suivrons point l'auteur dans ses considérations sur les sympathies de la glycogénie avec les autres fonctions et surtout avec la respiration ; et encore bien moins dans son étude sur son influence dans les maladies.

Nous ne pouvons pas passer complètement sous silence l'objection de M. Schmidt, lorsqu'il a voulu établir que le sucre se formait partout dans le sang par dédoublement de ses molécules graisseuses et que c'étaient les aliments qui le favorisaient. M. Bernard réfute avec succès cette opinion.

Il essaye de localiser la sécrétion dans un point du foie. Il ne se dissimule point l'obscurité de la question et la difficulté de la résoudre. Toutefois ses vues hypothétiques n'ôtent rien à la réalité des faits. Il reste donc établi que la matière sucrée se produit dans le foie.

C'était peu d'avoir trouvé que le sucre était formé dans

le foie, il fallait chercher ce qu'il devenait et à quoi il servait. Ici l'expérience fait un peu défaut, et les résultats sont loin d'être satisfaisants.

Le sucre, dit-il, n'est pas expulsé au dehors; il reste dans le sang, il se répand dans toute l'économie, et quelques points en sont plus spécialement saturés, tels sont le fluide céphalo-rachidien qui ne contient jamais d'albumine et le fluide séreux qui contient l'un et l'autre. Le sucre contenu dans le sang des veines hépatiques se mêle au sang que la veine cave rapporte des membres inférieurs et sa proportion diminue à mesure qu'il approche du cœur, de façon qu'il arrive en bien moins grande quantité dans les cavités droites. Il continue à disparaître à mesure qu'il avance vers les poumons, au point qu'il n'en reste plus ou presque plus dans le sang qui pénètre dans ces organes. Enfin on n'en trouve plus du tout dans celui qui en revient. Comme il n'apparaît jamais dans aucune excrétion, il se détruit donc dans l'organisme. Ainsi le sucre se détruit et se renouvelle sans cesse, de telle sorte cependant que la puissance de destruction est supérieure à la puissance de formation. M. Bernard fut porté un moment à penser avec Mr Reynoso que cette disparition du sucre était l'effet d'une oxydation opérée dans les poumons. Mais sa présence et son abondance dans le foie des fœtus de veau qui n'ont pas encore respiré, et sa disparition lorsque le sang est mis en contact avec tout autre gaz que l'oxygène, l'ont empêché d'accepter cette opinion. Il rejette également sa disparition par l'action comburante des alcalis.

Il arrive à cette dernière conséquence : « Toutes les expériences s'enchaînent naturellement pour établir que le sucre, véritable produit d'une *sécrétion intérieure*, à laquelle j'ai donné le nom de glycogénie, prend naissance dans le foie aux dépens des éléments du sang et indépendamment de l'alimentation féculente et sucrée, pour se répandre ensuite dans tout l'organisme où il se détruit successivement en s'éloignant de son lieu d'origine. » C'est une vérité parfaitement établie et acquise à la science.

La découverte de la sécrétion du sucre dans le foie entraînait la nécessité d'en étudier les usages. Les difficultés se sont accrues et M. Bernard ne se les dissimule pas. « Il est difficile, dit-il, de savoir au juste à quoi peut servir le sucre dans l'économie. On a cru que c'était en se détruisant qu'il remplissait ses principaux usages. Ses usages les plus importants ne sont pas remplis au moment où il se détruit dans le sang, mais bien quand il prend naissance dans le foie. C'est au moment où la matière animale qu'on n'a pu encore isoler, mais qui préexiste au sucre, se dédouble de manière à donner naissance à ce produit, c'est à ce moment, dis-je, que naissent les éléments organiques qui doivent ultérieurement accomplir leur évolution pour produire leur révolution des tissus de l'individu. » Nous ne retrouvons plus là cette clarté qui fait le mérite essentiel du livre de M. Bernard. Il n'est guère plus clair lorsqu'il lui assigne dans l'embryon l'usage de contribuer à la formation de la cellule organique en se dédoublant pour cesser d'être sucre. Est-il plus rationnel lorqu'il lui attribue la cause de l'identité du sang dans tous les animaux ? Il prend ici l'effet et la simultanéité pour la cause. La même obscurité nous paraît régner, lorsqu'il lui reconnaît plus tard l'usage d'empêcher l'infiltration quand le sang traverse les poumons, parce qu'il a vu l'eau simple, injectée dans les vaisseaux pulmonaires, favoriser cette infiltration, qui n'avait plus lieu lorsque l'injection était faite avec de l'eau sucrée.

« Cependant, dit-il, le sucre est essentiel à la vie, l'abolition de sa sécrétion par la section des pneumogastriques cause la mort au bout de trois ou quatre jours. C'est peut-être, dit-il encore, pour suppléer à l'absence du sucre, qui ne se produit plus dès que la fièvre survient chez les malades, qu'on leur donne et qu'ils prennent avec plaisir et par instinct, des tisanes sucrées. » L'embarras de M. Bernard est sensible : car, dans le premier cas, il attribue à l'absence du sucre, ce qui est l'effet des désordres fonctionnels occasionnés par la section de la huitième paire sur le cœur, les poumons et l'estomac : et, dans le second cas, il oublie que le sucre ingéré dans l'estomac s'y décompose et qu'il ne passe pas en nature dans le sang.

Enfin M. Bernard fait remplir à la glycogénie la fonction importante de produire la calorification. C'est dans le moment de sa formation dans le foie que se développe et se dégage la plus grande somme de calorique. Pour appuyer son opinion, il dit avoir trouvé, dans les veines hépatiques, dans la veine cave et dans les cavités droites du cœur, le sang plus chaud que dans les cavités gauches. Sans nous permettre de prononcer, nous nous contentons de demander si cette théorie n'est pas un peu anticipée.

Nous ne reviendrons pas sur le rôle important qu'il fait jouer au sucre dans sa théorie de la cellule organique. Les végétaux les plus aglucoses ont leurs cellules, aussi bien que ceux qui sont les plus riches en sucre.

Peu de livres présentent un ensemble de faits aussi bien coordonnés. Peu de livres présentent des déductions aussi logiques. Aussi, comme il le dit, on ne peut pas les nier parce qu'ils ne sont pas niables. Cependant des objections graves ont été faites et des faits contradictoires ont été recueillis. L'auteur y a répondu, et l'Institut, par l'organe d'une commission, semble lui avoir donné gain de cause. Pour corroborer cette formation glycogénique dans le foie, on invoque la présence du sucre dans cet organe après qu'on l'a dépouillé de tout le sang qu'il peut contenir ; on invoque surtout sa formation vingt-quatre ou quarante-huit heures après qu'on l'avait privé et de sang et de sucre. Ce fait remarquable ne prouve rien de plus que ce qu'on savait, et peut-être servira-t-il plus loin à nous faire établir une opinion bien différente.

Néanmoins M. Bernard, comme effrayé de ce qu'il a fait et de ce qu'ont fait ses antagonistes, ne cesse de faire ressortir les incertitudes de la physiologie et même des expériences.

Ainsi, pour le succès de l'expérimentation, il exige qu'on tienne compte dans leur ensemble des connexions physiologiques. « On comprend, dit-il autre part, quelle difficulté présente l'application des calculs à des phénomènes physiologiques en apparence simples, mais qui dépendent de tant de conditions connues sans parler de celles sur lesquelles nous n'avons aucune donnée. Rappelez-vous, dit-il encore, la manière dont on raisonne en physiologie comme dans tout autre science expérimentale, et combien le point de vue où l'on est a de l'influence sur les résultats obtenus. » Il démontre combien les expérimentateurs sont habiles à faire servir les deux méthodes *a priori* et *a posteriori* au succès de leur opinion et à la bonté de leurs expériences.

« En physiologie, dit-il, les conditions des phénomènes sont si compliquées, et souvent même si mal établies, que nous devons à cause des difficultés inhérentes à l'expérimentation et à l'observation, nous tenir toujours en garde contre les lois que nous formulons, et n'avoir dès lors qu'une confiance très-médiocre dans les résultats qu'elles peuvent nous faire prévoir. En un mot, nous devons prendre, pour le moment, ces théories beaucoup plus comme moyens capables de remuer le terrain de la physiologie en provoquant des expérimentations nouvelles, que comme des guides sur lesquels le raisonnement puisse s'appuyer avec certitude. » Quelques lignes plus loin, il fait ressortir l'étonnement général à l'apparition d'une découverte qui paraît d'une évidence marquée, en rappelant ces paroles de M. Biot : *Rien n'est plus clair que ce qu'on a trouvé hier ; rien n'est plus difficile à voir que ce qu'on trouvera demain.* « Si nous faisons si bon marché de nos théories et de nos lois, dit-il, c'est que nous avons conscience de nos imperfections. » Un peu plus loin, il s'étonne de la légèreté avec laquelle on traite ces questions vitales, qui, outre les conditions physiques et chimiques, exigent des études anatomiques et physiologiques profondes, en dehors desquelles la physique et la chimie restent impuissantes pour les expliquer. Bientôt il n'accorde aux théories qu'une existence temporaire et provisoire pour lier momentanément les matières que nous possédons et pour céder à de nouvelles théories à mesure qu'il se présente de nouveaux phénomènes, si elles ne veulent pas se mettre en contradiction avec les faits et persister dans leur aveuglement. « Il ne faut jamais, dit-il sagement, oublier que, dans la science de la vie, les faits bruts ne sont pas des preuves. Sur la même question on peut répondre oui et non, et paraître avoir raison des deux côtés, quand on se place à des points de vue différents et incomplets. Mais la science physiologique permet de fixer dans quel cas il faut dire oui et dans quel cas non ; et voilà justement pourquoi, pour juger une question vitale, il faut être physiologiste. Le chimiste qui instituerait seul une analyse sur un cas particulier qu'il prendrait pour un fait général, ignorerait, le plus souvent, qu'on peut, un moment après, lui faire faire, sur un cas qui lui paraîtra complètement identique, une autre analyse tout à fait contradictoire avec la première. Quelle conclusion tirera-t-il de là ? et s'il n'a vu qu'un cas, quelle foi peut-on ajouter à sa conclusion ? »

Nous terminerons ces citations par la suivante : « Ainsi, dit-il, on commence par des erreurs de doctrine, on continue par des erreurs de faits, et on finit par des vices de logique vraiment incroyables. » Nous aurions pu en augmenter le nombre ; mais en voilà bien assez pour montrer combien M. Bernard se défie lui-même du terrain sur lequel il marche, et semble ainsi justifier (à ses yeux) la hardiesse que nous prenons de ne pas juger les faits comme il les a jugés. Toutefois, nous n'avons point la pensée de vouloir continuer ou reprendre la lutte qu'il a eue à soutenir contre MM. Figuier, Longet, Mialhe. S'il a raison dans son sens, il nous fait voir que ses antagonistes n'ont pas tort. Cependant, il faut en convenir, cette controverse a singulièrement modifié le ton et les allures de M. Bernard. Aussi son livre s'en ressent, et les variations qui pourraient naître des variations dans les phénomènes, il les appelle des oscillations fonctionnelles. On y distingue effectivement deux époques bien tranchées. Dans l'une la rédaction marche avec cette assurance de la conviction absolue, la sécrétion du sucre par le foie est chose incontestable. Dans l'autre, une sorte d'hésitation se fait sentir à chaque page ; ce n'est plus la sécrétion, c'est la formation du sucre, c'est la fermentation des éléments qui le composent, c'est une marche inverse à celle de la bile, c'est l'ignorance de ce que devient le sucre. Mais loin de nous l'intention de vouloir tenir compte de cette hésitation qu'on pourrait regarder comme une concession. Nous admettons tous les faits, toutes les expériences sur lesquels M. Bernard appuye sa théorie de la glycogénie, parce qu'ils me paraissent incontestables, parce qu'ils ont été recueillis par un homme supérieur et de bonne foi. Ainsi nous croyons avec lui, comme une chose démontrée, que le sang qui, avant d'arriver au foie ne contient pas de sucre ou n'en contient que peu, en contient beaucoup plus lorsqu'il sort de cet organe.

Nous admettons tous les faits qui lui ont servi à établir la brillante théorie de la glycogénie hépatique ; et cependant nous repoussons avec énergie la sécrétion du sucre dans le foie, nous rejetons l'admission de *deux fonctions de la nature des sécrétions dans cet organe*. C'est dans les faits même, c'est dans les expériences de M. Bernard que nous puisons les preuves de notre manière de voir. Notre expérimentation ne pourra donc pas être entachée de la moindre suspicion, ni de la moindre inculpation.

Déjà il y a deux ans, nous élevions nos doutes sur une fonction qui n'a point de but, qui ne conduit à aucun résultat. Comme nous l'avons vu, l'auteur fait d'inutiles efforts pour trouver l'utilité et l'emploi du sucre. Il se forme dans le foie, puis il se résout dans le sang veineux de manière à disparaître à mesure qu'il approche des poumons, où il cesse d'exister. Et cela sans qu'on puisse voir à quoi il a servi dans cette courte existence. Nous avons dit plus haut que M. Bernard s'était trompé en attribuant la mort à la privation du sucre chez les animaux auxquels il avait coupé la huitième paire, puisqu'elle était le résultat des lésions physiologiques des organes importants, digestifs et respiratoires, sur lesquels ce nerf exerce son influence; puisqu'on faisait vivre l'animal plus longtemps sans rien ingérer et sans produire du sucre; puisque par la diète on obtient, sans causer la mort, la disparition du sucre dans les veines sushépatiques. Nous en dirons autant de la mort chez les animaux dont on enduit la peau avec un corps gras, ou du vernis, ou du collodion. Ce n'est pas par privation du sucre qu'ils meurent, c'est parce qu'il n'y a pas de digestion, c'est parce que le trouble des fonctions de la peau réagit sur les organes de la respiration et de la digestion. Voilà donc un produit dont l'utilité est encore un problème. Cependant il se forme, la chose n'est pas douteuse. Comment et pourquoi se forme-t-il? Voilà deux grandes questions que M. Bernard s'est faites et qu'il a laissées insolubles. Il a lui-même renversé la théorie de la sécrétion, en adoptant la fermentation sanguine. Cela nous dispense d'entrer dans de plus longs détails. Sa conviction de la sécrétion s'est trouvée ébranlée, et il lui en a substitué une autre qui ne lui a pas permis de refaire son livre, et qui a laissé subsister le vague qui, ainsi que nous l'avons dit, résulte de son élucubration en deux temps. Ce n'est que de cette manière qu'on peut expliquer la contradiction évidente, ce double fait de sécrétion et de fermentation. Mais, hâtons-nous de le dire, cette contradiction n'est qu'apparente : car après la théorie de la fermentation, l'auteur a laissé subsister, dans son entier, sa croyance à la sécrétion, de façon que la fermentation ne paraît plus être qu'un jeu d'esprit. Ce n'est point, au reste, dans ces hésitations que nous voulons chercher notre opinion. Nous voulons la trouver dans les faits eux-mêmes. Heureusement ces interprétations diverses, qui peuvent prêter le flanc à la critique, ce qui n'est point notre but, laissent subsister les faits dans leur intégrité la plus parfaite. Ainsi, absence du sucre ou faible quantité dans la veine porte, présence d'une grande quantité dans les veines hépatiques et dans la veine cave inférieure sont deux choses démontrées.

M. Bernard a donc raison, direz-vous? Il a raison, en effet, aux yeux de l'Institut; il a raison avec beaucoup de savants. Mais s'ils ont tous raison sur le fait, ils se trompent dans son interprétation. « Ils sont tombés dans l'inconvénient de ne pas se placer dans des conditions vraiment physiologiques. » M. Bernard le sentait bien, lorsqu'il voyait le champ de la science s'élargir de plus en plus devant l'expérimentation, lorsqu'il indiquait avec soin les *desiderata* de la science. Le sucre qui se trouve en plus dans les veines hépatiques n'est donc point le produit d'une sécrétion. Malgré les efforts de M. Bernard pour frapper d'anathème les physiologistes qui croient l'intervention des glandes indispensable aux sécrétions, et pour faire adopter des sécrétions qui se versent dans le sang, il ne convaincra personne. On admirera son talent, la puissance et la flexibilité de ses moyens ; mais on ne sera pas convaincu. Nous disons donc que cette conversion d'une portion du sang en sucre, dans le passage de ce liquide à travers le foie n'est point une sécrétion. Pour qu'il en fût ainsi, il faudrait que l'organe qui l'accomplit l'exécutât seul, comme le font tous les autres organes sécréteurs. Les glandes lacrymales et salivaires fournissent seules les larmes et la salive ; le foie seul fournit la bile ; le rein seul fournit l'urine ; le testicule fournit seul le sperme. Or, il n'en est pas de même de la prétendue sécrétion du sucre. L'auteur des belles expériences sur lesquelles il l'a établie convient lui-même, après l'avoir d'abord nié, qu'on trouve souvent du sucre, quoique en petite quantité, dans la veine porte.

Il en a aussi bien des fois reconnu la présence dans le sang artériel et dans le sang des veines. Dans le premier cas, il est vrai, il aurait quelques tendances à admettre que le sucre formé dans le foie reflue de cet organe dans le sang de la veine porte. Dans le second cas il suppose une hypersécrétion de glucose, 'qui inonde l'économie, parce qu'il n'a pas pu être détruit en entier dans son passage par les poumons. La première supposition n'est pas admissible : les plus simples notions de physique suffisent pour la renverser. Il n'est pas possible, en effet, d'admettre la marche du sucre en sens inverse du cours du sang. —

La seconde n'est pas plus admissible : car dans cette prétendue hyperglycogénie, les veines hépatiques ne contiennent pas plus de sucre que dans les cas ordinaires, ce qui devrait être.

Enfin, si le foie sécrétait du sucre, il devrait en sécréter toujours, parce que toujours le sang lui est apporté en quantité suffisante. Car malgré de légères intermittences, la sécrétion ne cesse jamais complètement dans un organe sécréteur. Un peu plus ou un peu moins le foie, le pancréas, les reins sécrétent incessamment de la bile, de l'urine, du suc pancréatique : ils ne restent jamais plusieurs jours sans exécuter leurs fonctions. C'est pourtant ce que fait le foie dans sa fonction glycogénique, lorsqu'on coupe les nerfs vagues, et lorsqu'on soumet un animal à la diète, ou lorsqu'on l'enduit d'un corps gras, d'un vernis ou de collodion. Dans ces cas cependant, le foie n'a pas perdu toute son action, il continue à sécréter la bile. — L'apparition du sucre dans les veines hépatiques n'est donc point le résultat d'une sécrétion; malgré cela, elle n'en reste pas moins un fait incontestable. Oui, pendant le passage du sang à travers le foie, il s'est formé une notable quantité de sucre, puisque, dans l'état physiologique, on en trouve dans les veines hépatiques beaucoup plus que dans aucune autre partie du corps. Cela étant, d'où vient ce sucre, s'il n'est pas le produit d'une sécrétion? Voilà précisément la question qu'il s'agit de résoudre, et à la solution de laquelle nous allons consacrer quelques réflexions.

Mais auparavant, il faut bien se persuader que la nature ne fait rien d'inutile, et que dans notre économie tous les phénomènes s'enchaînent et se lient, tous s'harmonisent pour faire ce cercle sans commencement et sans fin, et dans lequel cependant chaque chose marche à son but d'une manière précise et déterminée. Or dans tous les êtres organisés la vie se manifeste par les organes. Les organes éprouvent des évolutions perpétuelles depuis leur formation jusqu'à leur mort. Ces évolutions sont le résultat de la nutrition. La nutrition ne peut s'opérer qu'avec les matériaux que lui apporte la circulation. Le sang qui les contient provient, au moins dans les animaux supérieurs, de la digestion. Les matériaux qui le constituent ne sont point sang d'abord ; il faut qu'ils soient élaborés dans l'appareil digestif. Cette condition *sine quâ non* est si indispensable, que le sang, tiré d'un animal et ingéré dans ses voies digestives, ne retourne point sang dans le torrent de la circulation, il faut qu'il soit digéré et qu'il passe par toutes les péripéties de la digestion et de ses conséquences. Il faut qu'il cesse d'être sang pour redevenir sang. Il faut qu'il soit digéré comme tous les autres aliments. L'aliment ne passe donc pas d'emblée à l'état de sang ; il subit une foule de métamorphoses pour y parvenir. Il est d'abord chyme, et ce chyme fournit des matériaux différents à deux ordres d'absorptions, aux chylifères et aux veines. On trouve le chyle dans les vaisseaux lactés. Ce chyle parcourt un long trajet avant de se jeter dans le sang veineux. Ce trajet n'est pas inutile : car le chyle des afférents n'est pas le chyle des efférents, et le chyle des efférents n'est pas le chyle du canal thoracique, dans lequel la fermentation glycogénique fait développer le sucre. A chaque pas le liquide se rapproche davantage de la composition du sang, il devient plus sang. Ces métamorphoses dépendent-elles d'une sécrétion? Non sans doute. Elles sont le résultat d'un travail intime qui s'opère dans le liquide lui-même, qui change ses molécules, et qui fait que d'albumineuses elles deviennent peu à peu fibrineuses.

Ces changements sont surtout plus marqués à la sortie des glandes lymphatiques du mésentère. Ces glandes sont-elles pour cèla des organes sécréteurs? Non rien de semblable n'a lieu. Elles ne font que modifier l'ensemble du liquide, elles ne font que lui aider à se transformer en sang. Le travail réel de la transformation s'opère dans l'intimité du fluide. Il se passe là une sorte de fermentation vitale qui détermine ces changement, et sans laquelle ils n'auraient pas lieu. On en voit les progrès et le but, c'est de former du sang.

Eh bien! ce que nous venons de voir s'opérer pour le chyle s'opère également pour le sang de la veine porte. Cette veine revient chargée de tout ce que les veines mésaraïques ont puisé dans l'intestin. Ces matériaux alibiles ne sont point du chyle. Jamais les analyses chimiques ni microscopiques n'en ont dévoilé la présence dans ce sang abdominal. Ce sont donc des matériaux différents de ceux du chyle. Ce sont des matériaux mêlés au sang qui leur sert de véhicule; mais ils ne sont pas du sang. Ce sont, d'après MM. Mialhe, Bernard, Lehmann, des matières albuminoïdes ou de la peptone. Ils ont donc besoin, comme les matériaux du chyle, d'éprouver des métamorphoses qui les hématosent. Ils ont besoin de s'animaliser de plus en plus, à mesure qu'ils avancent. Or, dans le sang, cette albuminose passe par le glucose pour s'hématoser. Et, en cheminant, le glucose, par le travail moléculaire de la fermentation sanguine, se dissipe, parce qu'il se convertit en éléments essentiels du sang. Cela nous suffit : car les recherches sur l'élément spécial en lequel il se transforme sont impuissantes pour nous faire connaître si c'est en fibrine, en globules rouges, en albumine, en hématosine, en protéïne. C'est donc évidemment un travail intime, une sorte de fermentation qui amène ces changements successifs. — Ce n'est point un travail de sécrétion de la part du foie. Cependant il ne faut pas croire que cet organe volumineux soit étranger à cette transformation. Ce n'est pas pour rien que la veine porte vient s'y ramifier. Il y a donc là une fonction à remplir. Cette fonction, c'est le développement du glucose, métamorphose indispensable à l'accomplissement de l'hématose. Son influence sur le sang, pour hâter ce changement, est analogue à l'influence des glandes mésentériques pour hâter la transformation de l'albumine en fibrine. Son action est vitale; car elle ne s'exerce que pendant la vie. Ainsi le développement du sucre n'est point une sécrétion, c'est une fermentation hématosique. Le foie joue donc ici le rôle d'organe d'hématose. C'est pour cette raison que le sucre se forme en bien plus grande quantité quelques heures après le repas, parce qu'alors la digestion fournit un bien plus grand nombre de molécules à hématoser et non parce qu'elle fournit plus de sang à la sécrétion. C'est alors aussi qu'on peut, avec Lehmann, trouver du sucre dans le sang artériel et même dans le sang veineux, parce que sa grande quantité le fait passer dans les poumons sans s'y détruire, selon M. Bernard. Pour le sang artériel, c'est possible;

mais la chose ne peut pas avoir lieu pour le sang veineux, surtout lorsque le sang artériel n'en contient pas, comme on le voit ordinairement. Alors il vient de la fermentation glycogénique des principes que les veines ont absorbés dans l'économie, et qui ont besoin, pour s'hématoser de nouveau, de passer par la filière des modifications successives de l'hématose. Cette action du foie sur la matière albuminoïde du sang unie à une substance protéïque, arrive toujours à un résultat uniforme, c'est de former le glucose. Ceci nous explique pourquoi le sang arrivé au cœur est toujours à peu près le même dans tous les animaux, bien que certains aliments puissent lui apporter quelques modifications. — C'est par la même raison que le sucre qu'on fait prendre aux diabétiques n'est plus du sucre de canne, mais est devenu le glucose diabétique. — Cela nous explique aussi pourquoi le sucre, introduit dans le sang par injection ou par absorption endermique, se retrouve dans les urines. Il n'a été décomposé ni par la digestion, ni par la fermentation glycogénique du foie.

Voilà ce que nous indique la raison. Nous allons maintenant appuyer cette manière de voir sur les faits signalés par M. Bernard lui-même. C'est à lui que nous emprunterons toutes les preuves de notre théorie.

Le sucre n'est point le produit d'une sécrétion. S'il en était ainsi, l'organe qui en serait chargé pourrait bien présenter quelques intermittences ou variations d'action selon le besoin, mais il ne cesserait jamais complètement d'en fabriquer, comme cela arrive dans plusieurs circonstances, ainsi que nous l'apprend M. Bernard. Par des expériences nombreuses il a prouvé 1° que la section de la huitième paire éteignait cette sécrétion ; 2° que la diète prolongée l'éteignait aussi ; 3° que la fièvre aussi l'abolissait complètement. L'explication que M. Bernard donne de ces faits, très-bonne à son point de vue, est bien loin de nous satisfaire. Le trouble de la fonction par la section de la huitième paire ou de la moelle épinière peut exister, mais il ne résout rien. Si ce trouble était la cause de la cessation de la sécrétion glycogénique, il supprimerait aussi la sécrétion de la bile. Il devrait surtout la supprimer sur le champ, et cela n'arrive que plusieurs jours après. Or voici ce qui se passe : la section de la huitième paire paralyse l'action digestive. Plus rien n'est digéré, plus de molécule alibile n'est absorbée ; par conséquent la veine porte ne contient plus de sang imparfait : il n'y a plus d'hématose à compléter. Il ne peut plus y avoir et il n'y a plus de formation de sucre ; elle deviendrait inutile. — Il en est de même dans le second cas. Il n'y a plus d'absorption intestinale ; aucune molécule alibile, naturelle ou factice, n'est donc portée dans les veines mésarraïques. Il n'y a plus besoin de la glycogénie hématosique ; elle a cessé. — Dans le troisième cas, nous trouvons encore la plus grande analogie. La fièvre suspend le travail de la nutrition : Un vieil adage a dit : La fièvre nourrit. Dès le moment que la nutrition est suspendue dans les organes, ils n'ont plus besoin d'un sang nutritif. L'hématose devient inutile ; le même sang qui circule peut circuler encore impunément. La formation du sucre, n'ayant plus de but, est naturellement suspendue.

D'ailleurs, si le sang abdominal était destiné à une ou deux sécrétions, il passerait tout entier par les cellules sécrétantes. Or M. Bernard a vu bien distinctement, chez le cheval surtout, le sang de la veine porte passer en grande partie directement de celle-ci dans les veines hépatiques.

Mais, nous dira-t-on, si le travail glycogénique s'opère dans le foie, si cet organe en est le véritable instrument, il doit l'être seul. Comment se fait-il qu'on trouve souvent, pour ne pas dire toujours, du sucre, soit dans la veine porte, soit dans les autres veines, environ la moitié de celui des veines hépatiques ?

MM. Figuier, Colin d'Alfort et même MM. Bernard et Lehmann sont aujourd'hui d'accord là-dessus. D'abord, nous n'attribuons pas au foie seul la propriété de favoriser la glycogénie hématosique, pas plus que nous n'attribuons à une seule glande mésentérique la propriété d'agir sur le chyle. La glycogénie, avons-nous dit, est un travail intestinal des molécules du sang. C'est une sorte de fermentation qui peut se faire partout ailleurs que dans le foie, mais que le foie favorise soit par son action vitale sur le fluide sanguin, soit en lui ajoutant quelque principe ou ferment qui accélère le travail glycogénique. Dès lors il est facile de comprendre que ce travail puisse s'opérer partout ailleurs que dans le foie ; et, si c'est dans cet organe qu'il est plus sensible, c'est parce que c'est dans cet organe que se rend un sang plus riche en matériaux alibiles nouveaux, qui ont besoin de subir le complément de leur hématose en passant par le glucose. Il est évident que la transformation hématosique ne s'opère pas seulement dans le foie ; mais qu'elle a lieu dans toute l'étendue de l'arbre veineux.

En conséquence, le travail glycogénique doit commencer avec l'absorption des matériaux alibiles ; il est donc naturel que ce travail s'achève pour quelques parties dans le sang de la veine porte. Le sang des veines des membres contient moins de sucre que le sang de la veine porte, parce qu'elles n'absorbent que des éléments qui ont déjà servi et qui sont devenus hétérogènes ou impropres à l'entretien de la vie. Il ne faut pas croire cependant que tout le sang que rapportent les veines ne puisse plus servir. Une grande partie peut redevenir utile ; mais pour cela elle a besoin d'être revivifiée. Il faut que les molécules qui ont perdu leurs qualités de sang artériel soient, en quelque sorte, hématosées de nouveau.

Eh bien ! c'est cette hématose qui commence dès le moment de leur absorption, qui est la cause de l'apparition du glucose dans le sang veineux. S'il y est en moins grande quantité que dans les veines hépatiques, c'est parce que ce sang est toujours plus sang que les molécules absorbées dans l'intestin ; il n'y en a qu'un petit nombre qui ait besoin d'une conversion complète pour s'hématoser.

Ce travail est tout entier le résultat de cette fermentation glycogénique que nous avons adoptée. Ce n'est jamais du sucre qui est absorbé dans l'intestin ; et M. Bernard a prouvé que le sucre et toutes les matières féculentes étaient décomposés par le travail de la digestion, et qu'on n'en trouvait ni dans le chyle, ni dans les veines mésaraïques, lors même qu'on n'avait digéré que du sucre ou des matières féculentes. Aussi le sucre qu'on trouve alors dans les veines hépatiques n'est pas du sucre de canne, c'est le glucose animal. C'est pour cette raison que M. Bernard a trouvé des quantités sensiblement égales de sucre dans tous les animaux herbivores ou carnivores et quelle que fût la nourriture à laquelle ils avaient été soumis.

Comment se fait ce travail, cette fermentation? Il se fait comme toutes les fermentations, par une action chimico-vitale des molécules les unes sur les autres. Si l'on pouvait élever quelques doutes à cet égard, nous emprunterions au règne végétal une foule de faits qui nous serviraient de preuves. Nous pouvons invoquer ce qui se passe dans tous les fruits sucrés. Vous les cueillez un peu avant leur maturité : à peine alors ils contiennent quelques traces de sucre. Peu à peu la matière sucrée augmente, et, lorsque la maturité est achevée, ils en contiennent beaucoup. La datte surtout nous en offre un exemple remarquable. Lorsqu'on la cueille, elle contient à peine 1/9 de sucre. Au bout d'un mois, elle en contient 1/6. Au bout de deux mois, elle en contient 1/4; mais au bout de quatre mois, elle en contient plus de la moitié. D'où vient ce sucre? La datte n'a pu le recevoir d'aucun côté puisqu'elle est détachée de l'arbre.

Les matériaux qu'elle avait lorsqu'elle a été cueillie, sont restés les mêmes en apparence, et cependant ils ont changé. Ils ont donc éprouvé une fermentation qui les a fait passer à l'état de sucre. Mais cette fermentation est vitale. Quoique séparée du tronc, la datte conserve la vie; sans cela elle ne mûrirait pas. Aussi lorsque vous la tuez par son immersion brusque dans l'eau bouillante, à la méthode d'Ampère, ou par une violente secousse électrique, elle ne mûrit plus, la fermentation glycogénique ne s'opère plus, il ne se forme plus de sucre. Or ce travail intime que nous appelons fermentation, et auquel ont peut donner toute autre dénomination, est le même que celui qui a lieu dans le foie pour l'hématose complète, pour la maturité du sang si nous osions dire. Il y a d'abord formation d'une matière susceptible de se transformer en sucre, et ensuite transformation de cette matière, soit qu'il y ait ou non d'autres états intermédiaires ou une série de passages qui nous sont inconnus. Ces métamorphoses sucrées sans apparence de sécrétion s'opèrent même dans des dissolutions et des décoctions, dans lesquelles M. Bernard a vu le sucre augmenter du jour au lendemain. Il a même trouvé dans l'économie des substances autres que l'albuminoïde, peptone ou caséine, susceptibles de passer à l'état de sucre. Il a surtout fait cette remarque pour le poumon et les muscles de l'embryon et du fœtus de veau.

Cela est si vrai, que M. Bernard n'a pu trouver aucun usage à ce sucre. Ce produit s'évanouit par le travail hématosique, à mesure qu'il avance dans la circulation veineuse, parce qu'il passe lui-même à l'état des matériaux qui achèvent la formation du sang. Il n'est qu'un produit transitoire, par lequel il faut que les molécules alibiles passent pour arriver à leur destination réelle.

Les expériences à l'aide desquelles M. Bernard a démontré la présence du sucre dans le parenchyme du foie, celles que M. Delore a faites et dans lesquelles il a poursuivi le glucose jusque dans ses derniers retranchements, au point de croire que cette substance s'y régénérait, ne font que confirmer la vertu glycogénique de ce tissu, ce que nous sommes bien loin de récuser. Au contraire, nous la regardons comme essentielle à la thèse que nous soutenons, puisque nous assimilons le passage du sang à travers le foie au passage du chyle à travers les glandes mésentériques. Le foie opère dans le sang des changements qui le font avancer à une hématose complète, comme celles-ci en opèrent un sur le chyle qui les traverse. Mais, on le voit, cette production de sucre ne ressemble en rien à une sécrétion. C'est un travail intime dans les molécules de son tissu, c'est une conversion de ses molécules ; mais, encore une fois, ce n'est point une sécrétion.

Les faits que nous avons cités et interprétés suffisent pour établir avec certitude la théorie que nous admettons. Ainsi nous nous dispensons de parler et de l'action de l'hibernation, et de celle de l'alimentation avec le lard et l'axonge, et de l'influence des substances gélatineuses et albumineuses.

De cette manière, tout le vague que laissait après elle la découverte de M. Bernard est dissipé. On n'est plus tenté de demander : est-il bien vrai que ce soit une sécrétion ? A quoi sert le produit qui en résulte ? Que devient-il après n'avoir rien fait ? Que signifie une fonction ou une sécrétion aussi évidemment inutile ? Tout s'explique avec la plus grande facilité. Tout est lié et enchaîné dans un cadre où les actes se succèdent pour accomplir l'hématose. Le sucre est un degré d'animalisation plus élevé que les molécules qui ont traversé les parois de l'intestin pour entrer dans les veines. Il se décompose à mesure et il fait place lui-même à une animalisation plus complète. Enfin il disparaît, lorsque l'hématose est achevée. Il n'est point le produit d'une sécrétion ; il est simplement une modification des molécules sanguines nouvelles, un état intermédiaire entre un état moins avancé et un état plus avancé de leur sanguification. De cette manière se trouve encore expliqué pourquoi le sang des veines présente seul du glucose, et pourquoi celui des artères n'en présente jamais, excepté dans les cas morbides d'hypersécrétion.

Vous le voyez, Messieurs, mon travail n'est point une lutte élevée contre M. Bernard. J'admets toutes ses expériences, et je les fais servir à une interprétation plus naturelle du fait lui-même : j'établis avec plus de certitude l'importance et le but de cette glycogénie. Je ne laisse plus d'arrière pensée. Je fais voir à quoi elle sert, quelle est son utilité et son usage. Gloire à M. Bernard pour nous avoir conduit à cette heureuse application de la glycogénie hépatique. Sans lui cette découverte fût restée longtemps encore à faire. Ainsi nous voyons grandir le rôle et l'importance du foie. Il n'est plus seulement l'organe sécréteur de la bile. Véritable laboratoire vital et à fonctions multiples, il est encore un organe essentiel d'hématose. Le sang se modifie donc puissamment dans le foie, et M. Bernard a cherché à apprécier les modifications de chaque partie constitutive de ce liquide. La plus importante après la formation du sucre, c'est la disparition de la fibrine dans le sang des veines sushépatiques. Le sucre semble en avoir pris la place ; ou plutôt le sucre est un commencement d'hématose, qui précède la formation de la fibrine qui lui succède et qui en est le perfectionnement. Déjà les anciens avaient accordé au foie ces attributions hématosiques; mais ils n'avaient ni compris ni dit comment s'opérait ce mystère. Grâce aux expériences de M. Bernard, nous pourrons le dire maintenant : Oui le foie est en même temps organe sécréteur de la bile et organe sanguificateur.

S'il pouvait encore rester quelque doute à cet égard, nous invoquerions pour le dissiper, les recherches faites, toujours par M. Bernard, sur la présence du sucre dans l'embryon et dans le fœtus. Dans l'embryon, il n'y a point de sucre dans le foie ni dans les vaisseaux sus-hépatiques; mais il y en a dans la veine ombilicale, dans la veine cave et dans l'aorte et presque partout. Plus tard, lorsque le sang traverse le foie, alors le sucre se trouve, chez le fœtus comme dans la vie extra-utérine, dans le foie et dans les veines sus-hépatiques; et on ne le trouve plus dans la veine ombilicale. Ce phénomène s'explique avec la plus grande facilité d'après notre théorie sur l'hématose.

L'embryon n'absorbe rien qui exige l'hématose hépatique; le sang lui arrive par la veine ombilicale. Les matériaux alibiles sont absorbés de la mère par le placenta. C'est cet organe qui remplit les fonctions glycogéniques du foie et qui envoie un sang sucré à l'embryon, de façon qu'en marchant ce sang achève son évolution et arrive sang parfait aux organes. L'action du foie est donc inutile; le sucre ne doit pas s'y former, et il ne s'y forme pas. Ce qui prouve que le sucre alors ne vient pas tout formé de la mère, c'est que dans les oiseaux les choses se passent de même; le foie de l'embryon ne contient point encore de sucre. Mais lorsque le nouvel être a grandi, lorsqu'il approche de l'époque où il doit commencer une nouvelle carrière extra-utérine, la nature a dû le préparer à ce nouvel ordre de choses; et voilà pourquoi le sang de la veine ombilicale ne passe plus tout entier par la veine cave et s'unit à celui de la veine porte pour pénétrer dans le foie. Alors aussi et peu à peu le placenta transmet des matières moins hématosées et moins sucrées et le foie commence sa fonction glycogénique. Aussi trouve-t-on alors d'autant plus de sucre dans les veines sushépatiques et d'autant moins dans la veine ombilicale qu'on approche davantage de la naissance. Il fallait que le foie fût accoutumé à sa fonction glycogénique pour le moment où, ne recevant plus du sang tout formé, il en puiserait les matériaux seulement dans le tube digestif.

Nous invoquerions encore l'absence du sucre dans les veines sushépatiques des cadavres morts de maladies chroniques et d'abstinence, et sa présence dans les veines sushépatiques des suppliciés. Dans le premier cas, l'abstinence ou la fièvre sont la cause de l'absence du sucre. Dans le second, le sang arrive au foie avec les matériaux non hématosés de l'absortion intestinale.

Ainsi, conclusion définitive., tout prouve que la glycogénie hépatique est un acte d'hématose.

www.ingramcontent.com/pod-product-compliance
Ingram Content Group UK Ltd.
Pitfield, Milton Keynes, MK11 3LW, UK
UKHW020358250726
13967UKWH00005B/2350

9 782012 972193